L'ÉPITHÉLIUM

DE

LA TRACHÉE ET DES BRONCHES

CHEZ UN SUPPLICIÉ

Par L. BARABAN

AGRÉGÉ A LA FACULTÉ DE MÉDECINE DE NANCY

Quoiqu'il y ait toujours lieu, quand on pratique une autopsie, de compter sur l'imprévu et par conséquent de ne s'étonner de rien, j'avoue cependant avoir été fort surpris en faisant l'examen microscopique des voies aériennes d'un supplicié chez qui l'on n'avait trouvé macroscopiquement aucune apparence morbide dans le poumon, les bronches ou la trachée. Peut-être que l'hémorrhagie finale avait fait disparaître une rougeur, une congestion insolites? Je n'en sais rien, mais ce que je puis affirmer, c'est que le poumon de cet individu était parfaitement souple, que les bronches ne contenaient pas de muco-pus et que la muqueuse trachéale ressemblait complètement à celle des animaux que l'on sacrifie par hémorrhagie. Cependant, ni la trachée ni les bronches, je le montrerai tout à l'heure, ne revêtaient l'épithélium cylindrique stratifié à cils vibratiles classique.

A titre de renseignement que l'on pourrait appeler clinique, j'ajouterai que cet homme était bien portant, mangeait avec appétit, dormait bien et charmait volontiers les heures de la prison en fumant du tabac. Ce dernier détail méritera peut-être d'être invoqué pour l'appréciation des modifications épithéliales que je vais décrire.

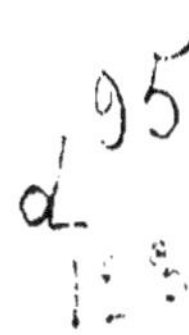

Avant de commencer, toutefois, je dois faire un *meâ culpâ :* c'est d'avoir omis d'imprégner à l'argent la muqueuse trachéo-bronchique. Je me bornai à prélever, dans la partie moyenne de la trachée, un tronçon de cinq centimètres dont la moitié supérieure fut durcie par le bichromate d'ammoniaque, l'autre par l'alcool à 95°. Quant aux bronches et aux poumons je les traitai par une injection d'alcool poussée modérément par un des canaux du hile et immergeai le tout dans le même liquide. Je n'ai donc pas exploré assez méthodiquement cette muqueuse des voies aériennes que j'aurais dû étudier pas à pas pour ainsi dire ; j'ai notamment laissé de côté le larynx, mais ce dernier était rempli par la sciure du sinistre panier et, d'autre part, je ne m'attendais pas à une excursion dans le domaine anatomo-pathologique. Les coupes furent faites après inclusion au collodion.

Trachée. — Le tronçon inférieur ne ressemblait pas au supérieur, et ici je ne parle qu'au point de vue de l'épithélium, car les autres couches n'offraient rien de particulier.

Dans le tronçon supérieur, on rencontrait des traînées ou des îlots d'épithélium pavimenteux stratifié disséminés çà et là au milieu d'un champ d'épithélium cylindrique stratifié lui-même. Par places, on constatait comme une sorte d'alternance entre les traînées de l'un et de l'autre type, traînées dirigées en long, mais en général il n'y avait pas de régularité dans leur distribution. Signalons cependant l'absence du premier type au niveau de l'espace membraneux de la trachée.

Le tronçon inférieur, traité par l'alcool, ne présentait pas d'épithélium pavimenteux stratifié; tout le revêtement y était cylindrique stratifié, mais les cellules superficielles manquaient de cils pour la plupart.

Revenons maintenant sur quelques détails. Les îlots d'épithélium pavimenteux possédaient huit ou dix assises cellulaires et parfois plus; leurs zones profondes ne différaient pas sensiblement des zones correspondantes du voisinage, et c'est seulement vers la moitié de l'épaisseur du revêtement que commençait le changement de type par l'apparition de cellules polyédriques munies de fines dentelures, comme dans l'épithélium buccal par exemple. Les cellules superficielles, très aplaties et parfois à moitié détachées, possédaient toutes un noyau de facile coloration. A la périphérie de ces îlots, la transition vers l'épithélium cylindrique se faisait par une modification graduelle des cellules superficielles qui devenaient plus épaisses, moins larges, de plus en plus semblables aux éléments normaux, avec cette différence importante qu'elles restaient privées de cils. Quelques cellules à mucus se montraient parmi ces cellules cylindriques : on les reconnaissait à leur forme, à leur transparence et à leur noyau qui rappelaient la cellule caliciforme. Les îlots d'épithélium pavimenteux possédaient aussi des cellules d'apparence muqueuse, mais seulement dans les couches moyennes et sous la forme d'éléments assez irréguliers.

J'ai déjà dit qu'il n'y avait pas d'épithélium pavimenteux au niveau de la portion membraneuse de la trachée ; d'autre part, beaucoup de cellules cylindriques y avaient conservé leurs cils, principalement dans les petits territoires qui entourent l'embouchure des glandes muqueuses. Ailleurs les cellules cylindriques étaient courtes, dépourvues de plateau : en ces points il y avait moins de cellules caliciformes que là où l'épithélium était resté normal ; il semble qu'ils étaient, au moment de la mort, en évolution vers le type pavimenteux.

Dans le tronçon inférieur, la tendance vers ce dernier type ne se manifestait en aucune façon ; par contre, on y remarquait une tendance très nette vers la transformation de toutes les cellules en cellules à mucus. Sans doute, il restait encore dans la couche superficielle une certaine proportion de cellules bordées de cils, mais les cellules à mucus y étaient en majorité, ce qui n'est pas la règle, au moins dans l'état actuel de nos connaissances. De plus, il y avait dans tous les étages du revêtement, des cellules remarquables par leur apparence globuleuse, ou plutôt piriforme, à grosse extrémité tournée vers la surface ; leur contenu est clair ; leur noyau, refoulé vers la profondeur comme dans les cellules remplies de mucigène, est noyé dans une petite masse de protoplasma granuleux. Ce ne sont pas des cellules caliciformes, attendu qu'elles n'ont pas d'orifice venant s'ouvrir à la surface de la muqueuse ; ce sont des cellules fermées, mais de volume très variable selon la quantité de substance claire qu'elles contiennent.

Ainsi donc, pour résumer ce qui a trait à la trachée, nous voyons : en haut un changement partiel du type épithélial ; en bas une exagération dans le nombre de certains éléments constitutifs du revêtement.

Bronches. — Malheureusement, je n'ai pas étudié les deux bronches proprement dites et je ne puis rien dire des canaux intermédiaires entre la trachée et la bronche de cinq millimètres de diamètre intérieur que je vais décrire. Dans cette bronche, beaucoup des cellules superficielles du revêtement sont caliciformes ou du moins possèdent un noyau qui est refoulé tout à fait dans la partie profonde de la cellule par une substance claire, transparente, parfois grenue qui forme la majeure partie de la masse cellulaire ; ces cellules sont hautes et se terminent le plus souvent, à la surface, par une face convexe sans cils ni plateau. Entre elles s'intercalent des éléments non moins allongés, mais beaucoup plus grêles, dont le noyau n'est plus au fond de la cellule, mais en sa partie moyenne, dont l'extrémité profonde, très effilée, se perd entre les éléments voisins, et dont la portion superficielle s'évase en forme de tromblon pour se terminer le plus souvent par une surface plane. Cette surface apparaît sur les coupes parfois comme un plateau sans cils, parfois comme un liseré très mince ; exceptionnellement, la cellule est ouverte à la façon des cellules caliciformes. Presque toujours le noyau de ces cellules grêles est pareil à celui des premières, soit comme forme, soit comme réaction aux matières colorantes ; on le voit quelquefois ovoïde : il est alors plus pâle que celui des autres.

Il est à remarquer du reste que dans les points où se retrouve la structure classique de l'épithélium bronchique, c'est-à-dire à l'origine des petites bronches et dans les petites bronches elles-mêmes, les noyaux des cellules superficielles ciliées sont ovoïdes, peu colorés, et situés à peu près dans la partie moyenne des éléments. Si l'on va de ces points vers ceux dont l'épithélium est modifié, on peut se rendre compte de la manière dont se fait la transition. Elle n'est pas brusque : aux cellules ciliées de la petite bronche on voit s'adjoindre d'abord quelques cellules caliciformes, puis celles-ci augmentent de nombre pendant que les cellules ciliées perdent leurs cils ou bien n'ont plus que des cils rudimentaires : ces cellules dépourvues de cils sont encore reconnaissables comme telles, en raison de la persistance du plateau et de la forme ovoïde du noyau, mais il arrive un moment où il devient difficile de se prononcer, soit que le noyau ait pris le caractère de celui des cellules caliciformes, soit que le plateau ait disparu et qu'à sa place on trouve un orifice comme dans les cellules à mucus. En résumé, il semble que l'on trouve tous les intermédiaires entre la cellule ciliée normale et la cellule à mucus dont le contenu a été expulsé.

A mesure que l'on examine des bronches plus petites, on voit diminuer la proportion des cellules caliciformes ; ainsi les cellules ciliées constituent presque à elles seules la couche superficielle de l'épithélium dans une petite bronche de $^1/_4$ de millimètre de diamètre que j'ai sous les yeux. Chose à remarquer, l'épithélium est plus épais dans cette petite bronche que dans celle de cinq millimètres et dans une autre de un millimètre et demi.

Quant aux vésicules pulmonaires, je n'en dirai qu'un mot. On trouvait dans leur intérieur quelques éléments globuleux, vraisemblablement cellules épithéliales détachées de la paroi et gonflées : ces éléments étaient pour la plupart farcis de granulations noirâtres. Pareilles granulations s'observaient aussi dans l'intimité des cellules encore adhérentes aux parois alvéolaires. Cette pigmentation était assez notable pour faire contraste avec celle assez discrète de la charpente pulmonaire.

En résumé, changement du type épithélial dans la partie supérieure de la trachée, proportion exagérée de cellules caliciformes et disparition des cellules ciliées dans la partie inférieure de la trachée et dans les bronches, pigmentation de l'épithélium pulmonaire, voilà les traits principaux que l'on doit retenir de l'étude qui précède. Il s'agit maintenant de trouver la raison de ces modifications.

Malheureusement, je ne connais rien du passé respiratoire de l'individu avant son incarcération. En prison, il respirait un air chargé de fumée : cela suffit à expliquer la présence des molécules noirâtres dans l'épithélium alvéolaire ainsi que la desquamation certainement exagérée de ce revêtement, mais rien ne prouve que cette cause ait pu provoquer les autres modifications. Cependant quiconque a cultivé la cigarette et aspiré la fumée qui s'en dégage sait que cette fumée produit en arrière du sternum, le long de la trachée et des bronches par conséquent, une sensation d'ardeur qui provoque la toux, surtout chez les novices. Cette fumée est donc irritante pour l'épithélium trachéo-bronchique plus encore peut-être que pour l'épithélium alvéolaire, car elle arrive à ce dernier dépouillée vraisemblablement d'un certain nombre de principes plus ou moins âcres qui se sont déposés chemin faisant.

S'il en est ainsi, on s'expliquerait assez que l'épithélium soit d'autant plus modifié qu'il s'agit de points plus élevés de l'arbre respiratoire, mais je ne me dissimule pas les objections que l'on peut faire à cette manière de voir.

Relativement à l'apparition d'un type épithélial anormal dans la trachée, je dois signaler un récent mémoire de J. Haycrafft et E. Carlier[1]. Ces auteurs ont observé pareille apparition chez le chien et ils n'hésitent pas à l'attribuer à une action mécanique, à un frottement résultant du fontionnement naturel du muscle trachéal. Chez le chien, disent-ils, le muscle trachéal s'insère à la face externe des arceaux cartilagineux, ce qui est très exact, et j'ajouterai même que l'insertion se fait à peu près aux extrémités du diamètre transversal de la trachée. Il s'ensuit que les contractions du muscle ont pour effet de faire chevaucher l'une sur l'autre les extrémités de chaque cerceau cartilagineux de telle sorte que le calibre de la trachée en soit extraordinairement réduit : dans cette situation, chaque cerceau prend la forme d'une spire dont l'extrémité centrale coiffée par la muqueuse vient buter et frotter contre la muqueuse de la paroi opposée. Les frictions se répétant indéfiniment feraient tomber les cils et apparaître des cellules pavimenteuses à la place des cellules cylindriques. Ces auteurs ont eu le tort de conclure d'après un seul fait. J'ai voulu vérifier leur assertion, car il me paraissait singulier que la nature n'ait pas placé tout de suite un épithélium pavimenteux stratifié là où il était nécessaire ; pour cela j'ai cru bien faire en choisissant la trachée d'un vieux chien, puisque chez lui les frottements ont dû s'exercer depuis longtemps. Or, chez ce vieux chien j'ai trouvé partout l'épithélium cilié classique sans aucune trace de modification. Donc, si frottement il y a, il n'est pas capable de changer le type épithélial. Du reste, pareille explication n'est pas de mise chez l'homme, car chez lui l'insertion du muscle trachéal se fait à la face interne des arceaux cartilagineux, très près de leur extrémité, rendant par conséquent impossible tout chevauchement.

Un auteur italien, L. Griffini, a signalé la formation de l'épithélium pavimenteux dans la trachée humaine, dès 1884 et peut-être même dès 1874, mais je n'ai eu entre les mains que son dernier mémoire[2]. C'est sur des trachées de tuberculeux qu'il a fait ses observations. Il a trouvé de l'épithélium pavimenteux stratifié au

1. *Note sur la transformation de l'épithélium cilié en épithélium pavimenteux stratifié, en tant que résultat de la friction*, in *Quaterly Journal of microscopical science*, février 1890.

2. *Contribution à la pathologie du tissu épithélial cylindrique*, in *Archives italiennes de biologie*, 1884.

niveau des nodules tuberculeux, et de plus, dit-il, « dans certaines parties de la trachée appartenant à des individus tuberculeux, parties dans lesquelles on ne voit pas de nodules et seulement une infiltration modérée de leucocytes, on trouve la muqueuse recouverte sur une grande étendue d'un épithélium pavimenteux. Dans de tels cas, l'épithélium transformé présente un aspect analogue à l'épiderme, c'est-à-dire qu'il est composé d'une couche profonde de cellules ovales, à gros noyau, disposées de manière à avoir leur plus grand diamètre perpendiculaire à la superficie de la couche hyaline sur laquelle elles s'appuient ; à cette couche en succèdent diverses autres composées de cellules plus grandes, polygonales ; enfin viennent d'autres couches de cellules aplaties : dans beaucoup de sections ces cellules superficielles plates paraissent en partie soulevées, comme cela se voit dans l'épiderme ou autre épithélium pavimenteux stratifié. Cet épithélium transformé offre une hauteur égale à celle de l'épithélium cylindrique normal. » Griffini conclut de ses observations : « que cette transformation épithéliale n'est pas quelque chose de spécial (ayant rapport à la nature spécifique de l'infection tuberculeuse), mais elle trouve son explication dans les altérations de l'inflammation secondaire et dans le processus de reproduction des épithéliums cylindriques. Qu'enfin il est permis de croire que dans des inflammations ordinaires quand elles sont assez fortes pour amener la chute de quelques parties de l'épithélium de revêtement, ou dans certaines infections (choléra, croup, venant à la suite de la diphtérite), dans lesquelles cette chute abondante ou limitée de l'épithélium a lieu, il peut se produire une transformation semblable. »

Le savant italien admet donc qu'une inflammation quelconque, mais suffisante pour faire tomber l'épithélium, peut provoquer à sa suite la transformation épithéliale en question. Il n'a peut-être pas très bien choisi la base de son hypothèse, attendu qu'il invoque ce qui se passe au cours de la tuberculose et qu'il ne nous démontre pas l'existence d'une desquamation épithéliale antérieure dans tous les points où il a rencontré l'épithélium pavimenteux stratifié. Sans doute il paraît fondé à admettre la desquamation au niveau des nodules tuberculeux et à comparer dans une certaine mesure ce qui se passe là avec ce qui se passe dans les expériences qu'il a entreprises pour étudier la régénération de l'épithélium trachéal enlevé mécaniquement ; mais il n'en est plus de même s'il s'agit d'interpréter la présence de l'épithélium pavimenteux dans les points où il n'y a pas de nodules tuberculeux. Ces points ont-ils été desquamés antérieurement? On n'en sait rien. De plus, je ne crois pas qu'on puisse se baser sur les phénomènes consécutifs à l'ablation mécanique expérimentale de l'épithélium, phénomènes qui consistent dans l'apparition d'un épithélium pavimenteux (ainsi qu'il résulte des expériences de L. Griffini lui-même) pour admettre que la modification épithéliale ne se produit qu'après la chute préalable de l'épithélium cilié. Ce serait être trop exclusif, car ce serait refuser toute influence aux irritations de faible intensité ; celles-ci peuvent ne pas laisser de traces matérielles quand elles sont passagères, mais on peut, je crois, attribuer à leur action répétée et prolongée le pouvoir de modifier peu à peu la vitalité et la forme des cellules superficielles.

C'est du moins de cette façon que je m'explique le mieux les particularités rencontrées dans la trachée que j'ai étudiée. Pourquoi les cellules ciliées du pourtour des orifices glandulaires sont-elles conservées ainsi que la plupart de celles qui tapissent l'espace membraneux ? Pourquoi ne trouve-t-on pas non plus d'épithélium pavimenteux au niveau de cet espace, tandis qu'on en trouve dans la région des arceaux cartilagineux ? Ne serait-ce pas parce que les agents modificateurs véhiculés par l'air inspiré ont dû respecter tout ce qui était protégé par le mucus abondamment répandu au pourtour des glandes si nombreuses en arrière? Peut-on supposer une répartition aussi peu générale des modifications à la suite d'une trachéite *à frigore?* Je ne le crois pas. D'autre part, il ne s'agit pas non plus ici d'une altération comparable à celle que Förster a décrite le premier dans le larynx sous le nom de métamorphose dermoïde de la muqueuse du larynx, car le tissu sous-jacent ne paraît avoir subi aucune modification.

La seconde altération du revêtement trachéo-bronchique chez ce supplicié ressemble beaucoup à la description de l'inflammation catarrhale des conduits aériens donnée par MM. Cornil et Ranvier [1]. J'y relève cependant quelques différences de détail. D'abord les cellules cylindriques ont perdu leurs cils pour la plupart ; ensuite il n'y a pas, à la surface des conduits aériens, cet enduit muqueux si épais figuré par ces savants maîtres dans leur traité d'anatomie pathologique. De plus, la couche superficielle de la trachée n'est pas seule à présenter des cellules caliciformes : il y en a dans la

1. *Manuel d'histologie pathologique*, 2e édit., t. II, p. 12.

profondeur jusque tout près de la membrane basale, ce qui donne un aspect tout particulier aux coupes transversales de l'épithélium. Il y a donc là un degré très léger d'inflammation, puisqu'il y a exagération dans la formation du mucus par les cellules superficielles ; seulement cette exagération de la sécrétion muqueuse est quelque peu singulière, attendu qu'il n'y a pas de mucus dans les canaux ; or, MM. Cornil et Ranvier indiquent précisément, comme caractère de l'inflammation catarrhale la plus légère, qu'on y « observe simplement, à l'œil nu, une exagération de la sécrétion muqueuse et une congestion du chorion » ; au microscope, un mélange en proportion variable de cellules ciliées et de cellules caliciformes, celles-ci étant toutefois plus nombreuses qu'à l'état normal.

Dira-t-on que cet homme était tout au début d'une inflammation catarrhale, que les cellules caliciformes n'avaient pas encore eu le temps d'excréter leur mucus et qu'il faut faire deux parts dans les lésions observées : l'une, modification du type épithélial, attribuable à une cause éloignée qui resterait à déterminer ; l'autre début d'une inflammation catarrhale vulgaire indigne d'attirer l'attention ? Mais alors il faudrait expliquer pourquoi, à l'inverse de ce qui se passe dans l'inflammation catarrhale vulgaire, les cellules non caliciformes ont perdu leurs cils, sauf dans les points où elles sont protégées par le mucus que les glandes déversent à la surface de la trachée.

Ces considérations me conduiraient plutôt à rapporter aux habitudes de cet homme les modifications de son épithélium trachéo-bronchique. Ces modifications paraissent en effet relever d'un processus lent plutôt que d'un processus aigu, d'une cause minime mais agissant avec persistance plutôt que d'une cause immédiatement brutale. Je me figure volontiers que l'action de la fumée s'exerce avec plus d'intensité sur les premières portions de l'arbre respiratoire que sur les autres, et par suite y produit des lésions plus accentuées, c'est-à-dire la transformation du type épithélial, par un processus encore incertain, mais dont la chute des cils paraît être la première étape. Plus loin, vers la partie inférieure de la trachée et dans les bronches principales, l'irritation produite par la fumée n'est plus si vive : toutefois, elle peut encore faire tomber les cils et provoquer l'apparition du mucus dans un grand nombre de cellules. Plus loin, enfin, la fumée paraît n'être plus irritante au même degré, quoique des particules charbonneuses soient encore charriées par l'air inspiré : alors l'épithélium bronchique reste normal, mais l'épithélium pulmonaire se charge de molécules noirâtres qui finissent à la longue par en provoquer la chute partielle.

Je ne veux pas dire que l'action de fumer du tabac dans un air confiné soit seule capable d'amener de telles modifications dans la muqueuse de l'arbre respiratoire : il paraît en effet vraisemblable que l'inhalation d'autres agents puisse conduire au même résultat. Or, comme l'homme est exposé, en somme, à respirer fréquemment de l'air vicié par des agents divers, il est fort probable qu'il présente plus souvent qu'on ne le croit, sur son épithélium trachéo-bronchique, les stigmates de ses habitudes ou de sa profession.

Nancy, imprimerie Berger-Levrault et Cie.

www.ingramcontent.com/pod-product-compliance
Lightning Source LLC
LaVergne TN
LVHW012020170826
845678LV00004BA/1576

* 9 7 8 2 3 2 9 6 1 8 7 3 9 *